LES TUMEURS

DE LA FACE PLANTAIRE DU PIED

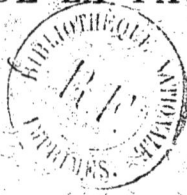

PAR

D. POLI

Docteur en médecine

Lauréat de l'École de Marseille (1ᵉʳ prix, Concours 1891-1892)
Id.   Id.   (2ᵉ prix, Concours 1892-1893)
Interne provisoire de l'hôpital d'Alger (Année 1893-1894)
Lauréat de l'École de Marseille (1ᵉʳ prix avec éloges, Concours 1894-1895)

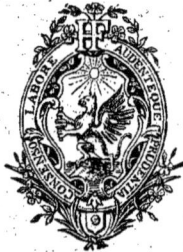

MONTPELLIER
IMPRIMERIE CENTRALE DU MIDI
(HAMELIN FRÈRES)
—
1896

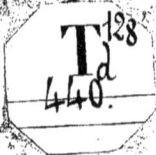

LES TUMEURS

DE LA FACE PLANTAIRE DU PIED

PAR

D. POLI

Docteur en médecine

Lauréat de l'École de Marseille (1er prix, Concours 1891-1892)
Id.   Id.   (2e prix, Concours 1892-1893)
Interne provisoire de l'hôpital d'Alger (Année 1893-1894)
Lauréat de l'École de Marseille (1er prix avec éloges, Concours 1894-1895)

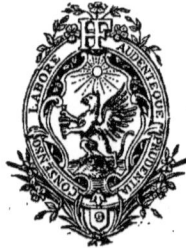

MONTPELLIER
IMPRIMERIE CENTRALE DU MIDI
(HAMELIN FRÈRES)
—
1896

A MONSIEUR LE DOCTEUR LAPEYRE

Professeur agrégé à la Faculté de médecine de Montpellier.

A MON PRÉSIDENT DE THÈSE

MONSIEUR LE PROFESSEUR FORGUE

D. POLI.

AVANT-PROPOS

———

Au moment où s'achève la période de nos études médicales, nous adressons à tous nos Maîtres l'expression émue de nos remerciements.

Puissent leurs savants enseignements être toujours présents à notre esprit et nous aider à surmonter les difficultés nombreuses de la tâche difficile que nous allons entreprendre.

Nous prions particulièrement M. le professeur Forgue de ne pas douter de notre reconnaissance pour l'honneur qu'il nous a fait en acceptant la présidence de notre thèse inaugurale.

———

INTRODUCTION

Si l'on a décrit dans des chapitres particuliers les affections du creux poplité, les affections du pli de l'aine et celles
de la face latérale du cou, pourquoi ne pourrait-on pas dans
une étude distincte grouper les affections de la face plantaire
du pied?

La face plantaire du pied, en effet, est une région assez
indépendante des parties voisines, ayant des caractères anatomiques assez particuliers, ayant enfin une fonction assez
spéciale, pour que l'on puisse décrire à part quelques-unes des
affections qu'elle peut présenter.

Si cette région paraît moins noble, elle n'en reste pas
moins intéressante, et si l'on décrit simplement les affections
des régions que nous avons indiquées sans tenir compte de
l'importance anatomique de ces parties du corps, parce que
ces affections ont un caractère particulier, régional si l'on
veut, on peut répondre que la face plantaire a, elle aussi, des
particularités pathologiques très distinctes dont la description
mérite bien d'être faite isolément.

Mais il ne s'agit pas de dire que la plante du pied présente
des particularités anatomiques et pathologiques : il faut montrer ces particularités.

Au point de vue anatomique, nous voyons l'épiderme épaissi,
nous voyons des papilles très nombreuses, très développées,
séparées par des sillons flexueux, superficiels. Ces papilles
représentent de petites éminences dont la couleur blanc opa-

que tranche bien sur la substance cornée, translucide de l'épiderme. On voit, de plus, de très nombreux orifices de glandes sudoripares. Le derme sous-jacent, de nature fibreuse, est formé de fibres entre-croisées. Le tissu cellulo-graisseux sous-cutané présente en certains points une épaisseur considérable. Il est divisé en aréoles circonscrites par des tractus fibreux qui relient la peau à l'aponévrose plantaire. Ce tissu présente d'autres caractères un peu particuliers ; il est d'un blanc jaunâtre, moins dense que le tissu cellulo-graisseux des autres parties du corps. Il est de plus traversé par des plexus très riches de vaisseaux lymphatiques et veineux. Le plexus veineux a un aspect remarquable. Il est constitué par de toutes petites veines qui tapissent pour ainsi dire toute la plante du pied, constituant là comme une semelle, d'où le nom de semelle veineuse que lui a donné Lejars.

On doit signaler aussi les bourses séreuses qui se trouvent là où la pression est permanente dans la marche et la station debout, les trois bourses séreuses dont l'une se trouve sous le talon et les deux autres aux extrémités de l'interligne métatarso-phalangien.

Enfin au-dessus du tissu cellulo-graisseux et sous la voûte osseuse, constituée par le tarse et les métatarsiens, les muscles, les aponévroses, les vaisseaux et les nerfs plantaires dont la description serait ici déplacée.

La plante du pied est donc une région anatomique très compliquée.

En considérant cette richesse vasculaire de la plante du pied, on s'explique très bien que des généralisations redoutables puissent se produire après des interventions partielles dans les cas de tumeurs malignes de cette région.

Mais ce que l'on ne s'explique pas, c'est que des tumeurs malignes aussi, situées aux mêmes endroits, puissent y rester un temps considérable, sans occasionner de désordres sérieux.

On dirait que ces tumeurs, qui profitent avec tant d'empressement des systèmes veineux et lymphatiques des autres parties du corps pour se généraliser rapidement, se refusent, en cette région, à employer ce système de locomotion.

Comme particularités pathologiques de la plante du pied, nous nous bornerons à mettre en relief celles des tumeurs ; car, dans notre étude, nous ne nous occuperons que de celles-ci.

Ces tumeurs ressemblent à celles que l'on trouve un peu partout. Pourtant, à la plante du pied, elles ont des allures un peu spéciales. Elles n'évoluent pas de la même manière que dans les autres parties du corps. De plus, une de ces tumeurs appartient en propre à cette région, nous voulons parler du papillome plantaire ou verrue plantaire. Disons aussi que le mélano-sarcome paraît trouver là, comme à l'orbite d'ailleurs, un lieu de prédilection pour son développement.

Disons enfin que les tumeurs plantaires, par suite de leur situation, par le fait même de la fonction de la partie où elles se trouvent, occasionnent des troubles et nécessitent des indications thérapeutiques que ne justifient pas toujours leur volume et leur nature.

Ces considérations d'ordre anatomique, d'ordre pathologique, et enfin d'ordre fonctionnel, nous ont paru des bases suffisantes pour pouvoir établir sur les tumeurs de la face plantaire du pied un modeste travail.

Gorju, dans sa thèse (1857), s'est essayé à cette étude. Mais il en trouve lui-même la réalisation impossible. Il aurait voulu faire une classification des maladies de la plante du pied en se basant : 1° sur l'examen anatomique ; 2° sur l'étiologie. Mais le plan qu'il s'était tracé n'était pas réalisable, parce que les observations qu'il possédait n'étaient ni suffisantes ni rigoureuses, au point de vue des détails histologiques.

Aujourd'hui, les observations qui concernent les tumeurs

de la face plantaire sont bien plus nombreuses. Ceux qui les ont publiées sont pour la plupart des maîtres, et le doute relatif à leur constitution ne saurait exister. Nous croyons donc que le travail que Gorju voulait entreprendre, en 1857, peut être fait maintenant.

Il nous convient de dire que les réflexions ou plutôt les considérations que nous avons exposées nous sont venues à l'esprit à la vue d'une tumeur siégeant à la partie moyenne de la face plantaire du pied droit d'un jeune homme venu à la consultation de M. le professeur agrégé Lapeyre.

Cette tumeur, comme on le verra dans l'observation que nous citerons plus loin, n'était pas plus grosse qu'une petite noix, et pourtant le malade venait réclamer une opération ; car, malgré le faible volume de la tumeur, il ne pouvait marcher qu'en élevant son talon au moyen de rondelles de bois placées dans sa chaussure. Ces tumeurs de la plante du pied, quoique d'un petit volume, amènent donc une gêne considérable dans la locomotion.

Ce qui a été pour nous un encouragement de plus à faire sur les tumeurs de la plante du pied un travail d'ensemble, c'est que ces dernières sont rares et que nous disposions nous-même de quelques matériaux. Car, en plus de l'observation que nous avons prise à la consultation de M. le professeur agrégé Lapeyre, M. le professeur Forgue, avec une grande amabilité, a bien voulu nous communiquer une observation inédite de mélano-sarcome.

Dans notre travail nous nous sommes inspiré du mode de description employé par tous les auteurs et que M. Blum a développé dans son ouvrage sur la chirurgie du pied.

Nous avons pris successivement toutes les tumeurs qui ont été décrites à la face plantaire du pied, nous avons tâché d'indiquer leur cause étiologique, de montrer leur loi de fréquence et de régler leur traitement.

L'épithélioma de la plante du pied se confond parfois avec le mal perforant et la verrue plantaire, avec les ulcérations scrofuleuses ou les ulcérations syphilitiques tertiaires. Nous avons essayé d'établir le diagnostic différentiel de ces affections.

A la fin de notre étude des tumeurs de la face plantaire, nous avons émis quelques réflexions à propos de leur traitement en général.

LES TUMEURS

DE LA FACE PLANTAIRE DU PIED

ÉTUDE DES TUMEURS
DE LA FACE PLANTAIRE DU PIED

On serait tenté de croire que la plante du pied, par le fait même de sa situation et de ses fonctions, ne doit présenter que des altérations pathologiques d'un ordre tout à fait inférieur. A elle les cors et les durillons, affections infimes, d'un ordre dérisoire. Il n'en est rien pourtant, car, en dehors de ces simples épaississements épidermiques, la face plantaire peut présenter des tumeurs d'une structure beaucoup plus compliquée et dont la marche n'est pas toujours rassurante.

Sur cette face plantaire peuvent se développer non seulement des tumeurs bénignes ne gênant que par leur volume ou leur situation, mais aussi les tumeurs les plus malignes, celles qui ne pardonnent pas, les mélano-sarcomes.

Presque toutes les tumeurs y ont été notées, mais elles n'ont jamais été décrites dans leur ensemble. Aucun nom ne se rattache à leur histoire générale. Gorju, dans sa thèse sur les maladies de la plante du pied (Paris, 1857), a bien montré quelques-unes des affections néoplasiques dont elle peut être le siège et il a décrit en particulier des cas de fibromes, de tubercules sous-cutanés douloureux, de papillomes.

Par contre, les auteurs qui ont laissé des observations isolées de tumeurs sont assez nombreux.

Le nom de M. Blum se rattache non seulement à cette variété bizarre de cors vasculaires qu'il a décrite dans son ouvrage intitulé : *Chirurgie du pied*, mais aussi à la plupart des tumeurs qui ont été signalées à la région qui nous occupe. Foucher (Bulletin Soc. an., 1854) a signalé un kyste de la plante du pied ; aux lipomes sont liés les noms de Vogt et et de Gay (cité par Blum) et aux sarcomes les noms de Lebert, de Nélaton et de Jobert (Péan, *Leçons de clin. chirur.*). Follin, MM. Forgue, Krönlein (cité par Forgue) et Eichhorst (ce dernier cité par Blum) ont observé des cas de mélano-sarcome.

Des cas d'épithélioma ont été rapportés par Meisner, Schœmacker, Wernher (cités par Blum). Cadje, résumé par Follin, et cité dans l'article PIED du *Diction. de méd. et de chirurg. prat.*), nous a laissé une observation d'anévrysme artériosoveineux. On trouve aussi dans le même article deux observations d'anévrysmes cirsoïdes, la première de Poland (1866), la seconde de Nicoladoni (1875).

Dans le même dictionnaire, Malassez nous donne une observation de lymphosarcome.

Hugnier (Société de chirurg., 1852), Follin (Bulletin Soc. biologique, 1849), Maurel (*Dict. de méd. et de chirurg.*), ont cité des cas de fibromes.

Cruveilhier et Péan (*Leçons de clin. chirurg.*) ont indiqué, le premier un cas d'ostéome, le second un cas d'exostose ostéo-cartilagineuse. Dubreuilh (*Annales de dermathologie*, mai 1895) a bien étudié les papillomes ou verrues de la face plantaire qui ont été signalées aussi par Desprès dans une de ses leçons à l'hôpital de la Charité. La verrue plantaire a fait de plus, en grande partie, l'objet de la thèse de Samier (Paris, 1880). Enfin Blum et Borelli (cité par Blum) ont été les seuls à signaler des névromes à la plante du pied.

TUMEURS LIQUIDES. — KYSTES ET ANÉVRYSMES

Kystes. — Le seul cas de kyste que l'on connaisse est dû à Foucher. Ce kyste, du volume d'un pois, s'était développé aux dépens de la synoviale de l'articulation métatarso-phalangienne du quatrième orteil et reposait sur la partie interne de la gaine du fléchisseur.

Anévrysmes. — On peut dire que les anévrysmes sont les seuls cas de tumeurs liquides qui aient été signalés à la plante du pied. Et même dans ces cas-là n'a-t-on affaire à l'anévrysme circonscrit que dans deux cas. Les autres anévrysmes sont ou artérioso-veineux ou cirsoïdes.

La cause étiologique paraît être, comme dans toutes les autres tumeurs anévrysmales, le traumatisme.

Delorme, cité par Blum, a rapporté deux cas d'anévrysme de la plantaire externe. Dans le premier cas, qu'il doit à Masson, une petite fille de sept ans s'était blessée en marchant sur des tessons de bouteille. La plaie avait rapidemeut guéri, mais il était survenu une tumeur ronde d'un diamètre de deux ou trois travers de doigt à la portion tarsienne de la plantaire externe. Elle présentait des battements isochrones au pouls qui cessaient quand on comprimait la tibiale derrière la malléole. La tumeur guérit par la ligature de la tibiale.

Dans le cas de Johnson, rapporté aussi par Delorme, l'anévrysme s'était produit dans les mêmes conditions chez une petite fille de même âge que la précédente. La compression faite pendant quinze jours sur la tibiale postérieure derrière la malléole ayant été insuffisante, on ajouta à cette compression celle de la tibiale antérieure faite sur le dos du pied, et la malade guérit le quarante-cinquième jour.

Anévrysme artérioso-veineux. — On ne trouve pas d'autre exemple d'anévrysme artérioso-veineux que le cas de Cadje, résumé par Follin.

Cet anévrysme s'était développé sur la plantaire interne, dans un moignon consécutif à une amputation de Syme. Il représentait une tumeur pulsatile du volume d'une noix, siégeant au côté interne du moignon et faisant entendre un souffle sibilant. Le malade étant mort d'un étranglement interne, on trouva un sac anévrysmal communiquant par un court canal avec la veine tibiale placée à côté de lui. Le sac prenait naissance à un quart de pouce de l'origine de la plantaire interne et s'était formé à ses dépens.

Anévrysmes cirsoïdes. — On trouve dans l'article PIED du *Dict. de méd. et de chirurg.* deux observations d'anévrysme cirsoïde. La première due à Poland, la seconde de Nicoladoni.

Dans le cas de Poland, la malade, âgée de dix-neuf ans, avait eu le dos du pied contusionné. Elle vit survenir, trois mois après cet accident, un gonflement de la face plantaire qui se communiqua ensuite à la face dorsale. De plus, la marche était gênée. On voyait ramper sous la peau des artères larges, tortueuses, et, dans toute l'étendue de la tumeur, on pouvait noter des pulsations qui disparaissaient par la compression de la fémorale. Plus tard, la marche devint impossible.

Dans l'observation de Nicoladoni, il n'y avait pas eu de traumatisme antérieur. La tuméfaction avait commencé à la suite d'une tumeur pulsatile et douloureuse qui s'était développée sous la malléole interne trois ans auparavant. On sentait alors non seulement la présence de grosses veines flexueuses, dilatées, mais la tibiale elle-même était volumineuse, contournée, et sa compression amenait une diminution dans l'intensité des battements. Par contre, en comprimant la saphène interne, on pouvait déterminer l'apparition des pulsations. Il existait de nombreuses communications directes entre les veines et les artères. Ces dernières présentaient la dégénérescence cirsoïde.

TRAITEMENT. — Le traitement des anévrysmes de la plante du pied est chose délicate. Il se distingue en cela des anévrysmes de la pédieuse où la dissection du sac est plus facile, ainsi que la ligature du vaisseau.

Dans le traitement des anévrysmes plantaires, il faut faire quelquefois un grand nombre de ligatures avant d'obtenir une guérison durable. Dans le cas de Poland, la ligature de la tibiale postérieure ne guérit que la partie plantaire de l'anévrysme et on n'obtint la guérison totale qu'en liant la pédieuse et enfin la tibiale antérieure au tiers inférieur de la jambe. Après cette dernière ligature, la malade de Poland semblait guérie, mais cette guérison n'a pas été confirmée.

La malade de Nicoladoni n'a pas guéri en dépit de la compression faite pendant vingt-sept jours au niveau du creux poplité, ce qui amena un durcissement de la tumeur, puis une eschare, en dépit aussi de la flexion forcée du genou et de la ligature de la fémorale à sa partie moyenne.

En réfléchissant sur ces divers cas, on voit qu'il n'est pas prudent d'intervenir lorsque la gêne n'est pas manifeste. On emploiera plutôt en ce moment le repos et la position déclive.

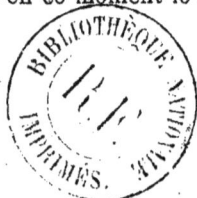

Si la gêne devient considérable et si la ligature des vaisseaux qui pénètrent dans la tumeur n'est pas suffisante, ou si elle ne peut se faire complètement, on fera la ligature de l'artère principale du membre, et même la ligature de la fémorale au-dessus de l'origine de la fémorale profonde. Comme cette dernière opération n'est pas sans présenter une grande gravité, on comprendra facilement qu'il est nécessaire d'attendre qu'elle soit bien indiquée avant d'intervenir. Enfin, si cette dernière ligature n'a pas arrêté la marche de l'anévrysme, il ne reste plus d'autre ressource que l'amputation.

Tumeurs solides : cors, durillons. — Nous ne décrirons pas comme tumeurs de la face plantaire du pied ces affections d'une si extrême banalité désignées vulgairement sous le nom de cors, de durillons.

Ces simples hypertrophies épidermiques n'ont rien qui les rattache aux tumeurs proprement dites. Ils n'ont pas leurs propres éléments, leur permettant de vivre et de s'accroître grâce à la prolifération de ces éléments eux-mêmes.

Tout au plus accorderons-nous quelque attention à cette variété de cors signalée par Blum dans son ouvrage sur la chirurgie du pied. Ces cors, très douloureux, se montrent de préférence chez les adolescents. Ils sont vasculaires et leur surface est parsemée de points rouges et noirs. Leur forme est celle d'un papillome, le moindre contact les fait saigner. La face inférieure du talon est un de leur siège de prédilection. On les traitera par le grattage, l'excision ou l'extirpation.

Tubercules sous-cutanés douloureux. — Gorju désigne sous le nom de tubercules sous-cutanés douloureux, de petites tumeurs étant, d'après Follin et Velpeau, de nature fibro-plastique, extrêmement douloureuses, siégeant à la plante du pied, pouvant se ramollir, déterminer l'engorgement ganglionnaire et la cachexie cancéreuse. L'extirpation enlèverait totalement le mal, on n'aurait pas prouvé la récidive.

Une des observations de Gorju, qu'il a puisée lui-même dans les *Maladies des aponévroses* de Verneuil, mérite d'être rapportée, car elle contient un double enseignement.

Le Dr Pytha, chirurgien distingué de Prague et membre correspondant de la Société de chirurgie, a observé le fait suivant : Une jeune fille se plaignait depuis longtemps de douleurs extrêmement vives à la plante du pied ; à peine pouvait-elle s'appuyer sur les orteils. On ne sentait pas de tumeur bien distincte, mais seulement une induration peu étendue qui n'était même pas toujours bien apparente. M. Pytha avait plusieurs fois refusé d'opérer en raison de l'incertitude du diagnostic, et en l'absence de caractères matériels annonçant une lésion organique. Cependant tourmenté par la malade, dont les souffrances étaient permanentes et très vives, il se décida à enlever une ellipse de la peau et de l'aponévrose plantaire. Or cette dernière membrane était dans une étendue limitée parsemée de points rougeâtres et ramollis absolument semblables à des noyaux fibro-plastiques.

Ceci me rappelle, dit Verneuil, avoir retrouvé cette matière rougeâtre à éléments fibro-plastiques abondants, infiltrée dans les couches profondes du derme de la plante du pied, dans une petite tumeur extrêmement douloureuse que M. Robert extirpa au niveau de la ligne métatarso-phalangienne.

M. Follin a vu chez un malade au bord interne de la plante du pied, de chaque côté, des tumeurs symétriques extrêmement douloureuses, qu'il pensait être de nature fibro-plastique. Velpeau consulté fut du même avis. Gorju dit que Trousseau ayant vu ce malade attribua à ces productions une origine rhumatismale ou goutteuse.

Papillomes. — Les papillomes prennent à la plante du

pied le nom de verrue plantaire. Bien qu'ils puissent se trouver parfois à la face dorsale, ils constituent une affection spéciale de cette première région.

La verrue plantaire a été étudiée par Gorju qui en donne deux observations. Il n'applique pas le nom de verrue plantaire à l'affection qu'il décrit. Se basant sur ses caractères anatomo-pathologiques, il l'appelle « hypertrophie papillaire.»

Blum et Samier en ont donné des descriptions à peu près identiques. Le jeune âge paraît prédisposer à sa production. Est-ce parce que l'épiderme est plus délicat,et plus susceptible à l'irritation ? Cela paraît probable.

DESCRIPTION. — La verrue plantaire, d'après Blum, est généralement plate, faisant peu de saillie. Elle ressemble à un durillon. Si on la pince entre les doigts, on sent un noyau induré, aplati, enfoncé dans la peau. La surface de l'épiderme qui recouvre ce noyau est jaunâtre. Il y a, de plus, un épaississement épidermique très marqué. Le côté de la verrue en rapport avec le derme présente des saillies qui alternent avec les papilles hypertrophiées entre lesquelles elles s'enfoncent. La verrue plantaire est peu vasculaire et elle siège de préférence là où la pression est le plus considérable, sous le talon et aux extrémités de l'interligne métatarso-phalangien. Elle acquiert quelquefois des dimensions considérables. Par les temps humides, elle devient souvent plus douloureuse.

D'autres fois, au lieu de rester bien circonscrite, elle envahit un segment considérable de la face plantaire, représentant alors une hypertrophie en nappe des papilles et faisant ressembler la peau à la muqueuse linguale de certains carnassiers. Dans ce cas, les papilles ont une coloration brunâtre.

D'après Dubreuilh, la verrue plantaire peut occuper un point quelconque de la plante du pied, mais son siège le plus habituel est aux points que nous avons indiqués précédemment.

Récente, elle forme une saillie rougâtre dont le centre est moins dur que le contour qui forme une sorte d'anneau homogène et stratifié. Cette partie centrale est mollasse et saigne facilement en certains points.

Ce tissu mou, mais pourtant tenace, est disposé en colonnes qui se dirigent de manière à occuper dans la profondeur un espace plus considérable qu'à la surface. Les papilles de l'épiderme sont hypertrophiées. De plus, on constate au microscope de curieuses altérations vacuolaires des cellules de la couche épineuse. Ces altérations peuvent se rencontrer aussi dans la couche granuleuse. Les noyaux de ces cellules vacuolées deviennent considérables et peuvent se retrouver jusque dans les cellules de la couche cornée. Ces altérations vacuolaires seraient, paraît-il, spéciales à la verrue plantaire.

Il est intéressant de rapprocher de la description de Dubreuilh les réflexions de Després.

Au début de la leçon qu'il fit à l'hôpital de la Charité, Després déclare que les verrues plantaires qu'il a observées n'ont jamais présenté aucune particularité. Elles ressemblent aux verrues qui se développent à la face palmaire de la main et aux doigts. Puis il dit, à la fin de cette même leçon, que, si l'on a soin d'abraser la partie cornée de la verrue plantaire, on voit alors une surface pointillée entourée d'une auréole brunâtre due à l'hypertrophie du derme autour des papilles végétantes qui constituent cette verrue et qui en font une affection tout à fait spéciale. M. Després a peut-être voulu déclarer, au début de sa leçon, que la verrue plantaire ne présente aucune particularité au point de vue clinique. Mais cela n'est pas exact, car cette verrue se distingue de toutes les autres, tant au point de vue histologique qu'au point de vue clinique. On ne constate jamais, en effet, pas plus à la main que dans aucune autre partie du corps, des verrues en nappe, comme

celles qu'a signalées Blum ; dè plus, les verrues plantaires
ont pour caractères distinctifs leur aspect, leur volume, les
altérations vacuolaires des cellules. Et, au point de vue clinique, on a jamais constaté autour des verrues de la main ou du
corps les abcès qui se développent autour de la verrue plantaire. De plus, cette dernière est sujette à s'ulcérer, et Leplat
soutient même qu'elle peut se transformer en épithélioma.

Au point de vue général, il faut dire qu'il est nécessaire de
connaître les verrues plantaires, parce que la gêne qu'elles
présentent est le plus souvent considérable. Elles peuvent guérir
spontanément, mais cette règle de conduite ne leur est pas
habituelle, et elles durent souvent des années si on les laisse
évoluer. On a prétendu qu'elles pouvaient donner naissance
au mal perforant. Gorju a été l'un des premiers à réagir contre
cette idée.

Le mal perforant exige, pour se produire, certaines conditions organiques spéciales. La verrue plantaire peut s'ulcérer, simuler même un ulcère rond siégeant là où l'on rencontre
le plus souvent le mal perforant, mais l'ulcère consécutif à la
verrue aura un aspect différent de cette dernière affection.
Il sera plutôt fongueux, il présentera une hyperesthésie douloureuse, il guérira plus facilement, tandis que, sans tenir
compte des symptômes généraux rencontrés chez ceux qui
ont un mal perforant plantaire, on a, dans ce dernier cas, une
sensibilité de l'ulcère considérablement amoindrie ou même
supprimée, le fond de l'ulcère sera net, bien détergé, et la
tendance à la cicatrisation peu marquée.

La verrue plantaire ulcérée est plus difficile à distinguer
de l'épithélioma. Lorsque cette dernière affection se présente
sous forme d'un champignon fongueux, saignant facilement,
on peut, le plus souvent, établir un diagnostic différentiel avec
la verrue, habituellement moins fongueuse, moins vasculaire.
Lorsque cette dernière n'est pas ulcérée, le diagnostic, bien

entendu, est des plus faciles. Mais, comme le dit Blum, lorsque les deux affections débutent par un dépôt squameux recouvrant les papilles hypertrophiées, le diagnostic devient impossible, ou plutôt on ne pourra le faire qu'après avoir longtemps suivi la marche de la maladie et fait même parfois l'examen histologique.

TRAITEMENT. — Desprès, dans sa leçon, dit qu'il faut intervenir énergiquement. Dans le cas dont il entretint ses élèves, la verrue, située sous le talon gauche, était petite, du volume d'un pois, mais extrêmement douloureuse et occasionnant une gêne très grande. La malade demandait à tout prix à en être débarrassée. Desprès, dans ce cas, employa la pâte de Vienne. Il ajoute que l'ablation avec le bistouri, qui a été préconisée comme un excellent mode de traitement, ne met pas, malgré ses apparences radicales, à l'abri des récidives. Les caustiques, pâte de Vienne, pâte arsenicale, chlorure de zinc, acide chromique, seraient de beaucoup préférables. Blum et Dubreuilh partagent cet avis. Desprès recommande enfin, quand plusieurs verrues existent à la plante du pied, de les extirper toutes et de ne pas se contenter d'enlever les plus grosses, car celles qui resteraient continueraient à se développer.

Avant d'entreprendre le traitement, il faut s'assurer si l'on n'a pas affaire à un durillon.

Dans les papillomes en plaque, Blum recommande le râclage et les cautérisations.

Lipomes. — Les lipomes diffus sont fréquents à la face plantaire. Ils sont généralement liés à l'hypertrophie congénitale ou à l'éléphantiasis. Ces deux maladies ayant une action hypertrophiante remarquable sur le tissu cellulo-graisseux principalement, il est naturel que cette action doive se ma-

nifester à la plante des pieds où ce tissu est si abondant. La
cause étiologique de ces lipomes diffus est donc liée à la présence, dans la plante du pied, de leur élément histologique.
Et l'on peut dire que les lipomes circonscrits de cette région
reconnaissent la même cause. En effet, les deux seuls cas de
lipomes circonscrits du pied sont des lipomes de la plante.
On pourrait objecter que, puisque ce même élément graisseux est commun à toutes les personnes, on devrait observer
un nombre infiniment plus considérable de ces tumeurs.
Mais à cela on peut répondre que les deux cas de lipomes
cités étaient congénitaux, car si l'un a été observé à la naissance, l'autre a été observé à l'âge d'un an. Sans doute ce
dernier ne s'est pas accru pendant cette première année,
restant limité à un faible noyau inapréciable et ne permettant
pas ainsi de l'observer.

Leur présence à la face plantaire s'expliquerait par ce fait
que la nature devant produire en cet endroit du tissu cellulo-
graisseux, s'est surpassée. Elle a produit en plus, d'une manière irrégulière, elle a créé des lipomes.

Un de ces cas a été remarqué par Vogt (*Chirur. klin. in
Greifswald.* Vien, 1884), qui observa sur un garçon de trois
ans une tuméfaction volumineuse remplissant toute la voûte
plantaire. La tumeur qui avait commencé à l'âge d'un an
était entourée d'une membrane limitante et ressemblait à un
kyste. Cette tumeur pesait 72 grammes, avait 8 centimètres
de long et 4 1/2 de large. On l'extirpa et le malade guérit.

L'autre cas de lipome circonscrit est dû à Gay (*Trans.
path. Soc.*, V, XIV). Un malade de sept mois présentait une
tumeur congénitale de la plante du pied. On l'extirpa une
première fois, mais une récidive survint et la tumeur présenta bientôt le volume d'une orange. On pratiqua alors
l'amputation. A l'examen histologique qui fut fait, on constata que l'on avait eu simplement affaire à un lipome ne con-

tenant en plus des tumeurs de cette nature qu'un peu de tissu aréolaire et connectif.

Le traitement de ces tumeurs est indiqué dans l'observation de Vogt. Mais la malencontreuse aventure de Gay doit faire réfléchir quand on se propose d'intervenir dans les cas de tumeurs plantaires.

Névromes. — La littérature médicale ne compte pas un nombre considérable de névromes de la plante du pied. C'est tout au plus si l'on peut citer deux observations dont l'une est de M. Blum et dont l'autre, due à Borelli, a été communiquée en 1855 à la Société de chirurgie.

Dans le cas de Borelli, il est question d'un névrome du nerf plantaire interne. Le malade, âgé de treize ans, présentait depuis cinq mois, sur le trajet de ce nerf, une petite tumeur douloureuse à la pression. Non seulement cette tumeur était douloureuse à la pression, mais elle déterminait aussi des accidents cholériques. Ces accidents étaient bien dus au névrome, puisqu'ils disparurent après qu'on eut réséqué une partie du nerf plantaire interne.

Blum rapporte le cas d'une femme âgée de trente-six ans, souffrant sans cause connue des crises douloureuses se produisant dans la face plantaire du quatrième orteil gauche. Ces crises se produisaient par la pression, ou bien elles se produisaient sans cause appréciable, même au repos. La douleur disparaissait après une friction de quelques instants de l'orteil. A la palpation, on ne sentait ni tumeur, ni induration, mais on pouvait réveiller la douleur en pressant les têtes des métatarsiens les unes contre les autres, ou bien en pressant avec un corps mousse la face plantaire de la première phalange. Les crises ainsi produites étaient identiques à celles qui survenaient spontanément. Il s'agissait là sans doute d'un névrome plexiforme, car tous les phénomènes douloureux disparurent

4

après une cautérisation profonde au fer rouge faite à l'endroit malade.

Dans les deux cas de névromes que nous avons signalés, nous voyons se produire chez le malade de Borelli des accidents choréiques, et des crises douloureuses de la face plantaire, chez l'autre malade. Ces phénomènes sont un peu particuliers, car si les douleurs sont fréquentes, presque constantes, même chez les personnes qui ont des névromes, et cela se voit surtout dans les névromes des moignons consécutifs aux amputations, ces douleurs n'ont jamais paru produire des accidents choréiques, ni même des crises très douloureuses survenant au repos. Les névromes de la face plantaire ont donc des caractères un peu spéciaux. Peut-être ces caractères sont-ils dus à l'excitation constante produite sur ces névromes par la marche ayant amené de la névrite. En tout cas, une réflexion est permise : c'est que les accidents choréiques peuvent avoir leur cause dans une excitation nerveuse périphérique ; et comme ces accidents nerveux disparaissent lorsque le névrome est enlevé, une indication thérapeutique très naturelle d'ailleurs s'impose : il faut extirper le névrome.

Dans le cas de Blum, nous avons vu tous les accidents disparaître après une cautérisation énergique au fer rouge pratiquée au point douloureux.

Fibromes. — Les fibromes de la plante du pied sont rares. Gorju, dans sa thèse, en rapporte un cas probable. Dans son observation, il s'agit d'un jeune médecin qui présentait à la partie inférieure et latérale du talon droit une tumeur du volume d'une noisette. Cette tumeur, examinée au microscope, ne présenta aucun élément cancéreux ; elle ne récidiva pas. A l'œil nu, elle avait une couleur blanc-bleuâtre analogue à celle du tissu fibreux ou cartilagineux. Maurel (*Dict. de méd. et de chirur.*) a recueilli dans le service de Voillemier l'observation d'un fibrome sous-cutané plantaire du volume d'un œuf de pigeon.

Hugnier a montré, en 1852, à la Société de chirurgie un calcanéum dont la face postérieure présentait une tumeur semi-lunaire limitée en haut par l'insertion du tendon d'Achille, en bas par l'insertion de l'aponévrose plantaire ; latéralement, elle empiétait sur les faces externe et interne. Cette tumeur était constituée par du tissu fibreux se confondant avec le périoste à la partie postérieure du calcanéum.

Follin (Bulletin Soc. biol., 1849) cite un cas à peu près semblable de fibrome du calcanéum. Dans ce cas, le tissu fibreux était infiltré d'épanchements sanguins. Annandale (*Malform. and deases of the finger*) rapporte l'observation d'une tumeur fibreuse siégeant entre les deuxième et troisième orteils du pied droit. Le malade, âgé de seize ans, porte cette tumeur depuis deux ans. Actuellement, elle a le volume d'une pomme, adhère aux métatarsiens, et fait saillie à la plante et à la face dorsale.

Les cas de fibromes que nous avons observés sont donc situés aux points où la pression s'exerce le plus. Cette pression serait une des causes de leur production.

Les fibromes ne sont pas plus dangereux au pied que dans une autre partie quelconque du corps. Ils sont simplement gênants. Quelquefois la pression les rend douloureux : le malade de Follin souffrait pendant la station debout. Mais, comme ils peuvent eux-mêmes déterminer des compressions douloureuses et rendre la marche pénible, il faudra les enlever.

Epithélioma. — L'épithélioma de la plante du pied n'est pas très rare. On a des observations assez nombreuses de cette affection. L'âge est une cause prédisposante. C'est de quarante à soixante ans qu'on l'observe le plus souvent.

D'après Blum, le traumatisme en est fréquemment le point

de départ, surtout dans la forme papillaire. Pick (cité par Blum) a observé un cas d'épithélioma survenu sur le bord externe du pied varus équin d'un vieillard. Meisner (Blum, *Chirurgie du pied*) a vu un cas d'épithélioma de la plante chez un paysan dont le pied avait été gelé vingt ans auparavant. Schœmacker (cité par Blum) donne une observation intéressante d'épithélioma de la plante du pied : à la partie moyenne de cette région, un homme de cinquante ans avait vu se produire, il y a douze ans, une ulcération qui guérit et qui reparut plusieurs fois ; après ces récidives, il resta un ulcère qui augmenta rapidement et qui atteignit 10 centimètres de long sur 7 de large.

Les quatrième et cinquième métatarsiens étant atteints, on pratiqua l'amputation de Pirogoff. Une récidive survint, et, comme elle résista à tous les modes de traitement, on fit l'amputation de la jambe et l'on trouva le canal médullaire du tibia envahi par la néoplasie.

Wernher (Blum, *Chirurg. du pied*) cite le cas d'un homme de soixante-huit ans, atteint d'une tumeur en chou-fleur de la face inférieure du calcanéum, tumeur qui saignait au moindre contact et obligeait le malade à marcher sur ses orteils depuis quarante-quatre ans. Ce néoplasme ayant ensuite rapidement augmenté de volume, devint douloureux ; une ampoule se forma au milieu de l'épiderme épaissi, et, après s'être crevée, elle laissa échapper des bourgeons charnus papilliformes. Les parties profondes de la peau n'étant pas envahies et les ganglions étant indemnes, on pratiqua l'extirpation et le malade guérit.

Ce néoplasme, comme l'indiqua l'examen histologique, était composé d'excroissances papillaires recouvertes d'une épaisse couche d'épiderme.

La plante du pied est le siège de prédilection de l'épithélioma. La confusion avec les autres affections que l'on rencontré dans cette région est très possible. On tâchera de la différencier d'avec le mal perforant plantaire, la verrue plantaire ulcérée et les ulcérations scrofuleuses. Ces dernières sont ordinairement nombreuses, se présentent chez les jeunes sujets d'un tempérament scrofuleux ou lymphatique, leurs bords sont mous, tandis que l'épithélioma est toujours seul, se développe rarement avant quarante ans, et de plus ses bords sont indurés. Le diagnostic différentiel avec le mal perforant mérite à peine d'être fait. On tiendra surtout compte de l'aspect de l'ulcération qui est plus profonde et moins bourgeonnante dans le mal perforant, tandis qu'elle est végétante dans l'épithélioma. De plus, on explorera la sensibilité et l'on s'informera du mode de début. On examinera enfin les deux pieds, qui ont souvent des lésions symétriques dans le mal perforant plantaire.

Pour ne pas confondre l'épithélioma avec les lésions tertiaires syphilitiques, on recherchera chez le malade les stigmates de la syphilis. Si on ne les trouve pas et si le malade ne donne que des renseignements peu précis, on essaiera le traitement mercuriel. L'épithélioma de la plante comme celui du pied en général se développe parfois avec une lenteur remarquable. Dans un cas, l'affection aurait mis douze ans à évoluer (observ. de Schœmacker), et dans deux autres cas un espace de quarante quatre ans (Volkman) et de cinquante-quatre ans (Werner) se serait écoulé sans nécessiter une intervention chirurgicale.

Le traitement est indiqué par l'observation des cas que nous avons cités : Si l'épithélioma consiste en une simple ulcération peu profonde évoluant très lentement, on pourra à la rigueur se contenter d'enlever largement la partie malade; si au contraire les os sont atteints, si l'engorgement ganglionnaire s'est produit, si la marche du néoplasme est tant soit peu rapide, on interviendra de suite et énergiquement, en faisant l'amputation du pied. Dans le cas de Schœmacker nous avons vu le Pirogoff être insuffisant, bien que les quatrième et cinquième métatarsiens fussent seuls atteints.

Sarcomes. — Les sarcomes de la plante du pied paraissent être les tumeurs les plus fréquentes de cette région. Ils peuvent se montrer à tout âge et même être congénitaux ; un un cas de Nélaton en fait foi. Le pied et par conséquent sa face plantaire présentent donc une disposition favorable pour leur développement. Le sarcome mélanique s'y développerait avec une prédilection aussi marquée qu'à l'orbite. L'irritation longtemps entretenue et les traumatismes paraissent être des facteurs étiologiques sérieux. Les observations de sarcomes que nous avons recueillies sont assez nombreuses. Nous en citerons une qui nous est personnelle et une autre que nous devons à M. le professeur Forgue.

Nous rapporterons d'abord une observation de Nélaton. Cet illustre chirurgien remarqua, sur la face plantaire du pied d'un enfant âgé d'un an, une tumeur du volume du poing ; cette tumeur siégeait dans les parties sous-cutanées et les muscles. Elle était divisée en deux par l'aponévrose plantaire ; Nélaton pratiqua l'amputation et l'enfant guérit.

Lebert cite l'histoire d'une femme âgée de quarante-six ans qui portait une tumeur grosse comme un œuf de poule à la face inférieure du gros orteil. Cette tumeur avait commencé à paraître vingt ans auparavant à la suite de l'application d'un caustique. Depuis cinq ans elle était ulcérée et présentait de plus des douleurs et des hémorragies abondantes. A l'examen histologique on constata qu'elle était formée d'éléments fibro-plastiques et que l'os n'était pas altéré ; elle s'était développée dans le tissu cellulaire sous-cutané. Il est parfois facile de confondre au moins macoscropiquement le sarcome et le fibrome de la plante du pied. Le fibrome présenté par Hugnier en 1852 à la Société de chirurgie ne serait d'après Péan, qui a examiné cette pièce au musée Dupuytren, qu'un sarcome du périoste.

Péan a publié, dans ses *Leçons de clinique chirurgicale*, un cas de sarcome de la plante du pied. Il cite de plus le cas de Jobert, qui amputa la jambe d'un homme porteur depuis douze ans d'une tumeur plantaire. Le malade ne pouvait marcher qu'avec un talon creux. Cette tumeur ayant rapidement atteint le volume des deux poings, et s'étendant depuis le calcanéum jusqu'à la région métatarsienne, on fit l'amputation, et à l'examen on constata que c'était un sarcome.

Blum a cité dans son ouvrage une belle observation de fibrome fasciculé. Voici celle que nous avons nous-mêmes observée :

Observation personnelle

H. G..., ébéniste, vingt-deux ans, a remarqué à la face plantaire du pied droit, comme un petit cor, parfois douloureux, lorsqu'il était surtout comprimé entre la voûte plantaire et un corps dur, un morceau de bois par exemple. Cette petite tumeur siégeait exactement au milieu de la face plantaire. Sa couleur était d'un rouge violacé, et une augmentation progressive s'est faite jusqu'à ce jour. Maintenant le malade présente au point que nous avons indiqué une tumeur du volume d'une noix, et la peau qui la recouvre est d'une couleur rouge violacé.

La pression réveille de la douleur, mais cette douleur paraît surtout exister dans le plan sous-jacent au néoplasme. Il n'y a pas de douleur pendant la marche, parce que le malade, ingénieusement, a élevé son talon au moyen de rondelles de bois placées dans sa chaussure. Sans ces rondelles de bois la marche ne serait pas possible, la tumeur se trouvant alors comprimée, ou plutôt comprimant les parties sous-jacentes. Les mouvements de flexion et d'extension du pied ne révèlent aucun symptôme douloureux.

A son centre et à la partie la plus culminante, cette tumeur présente un épaississement épidermique très marqué d'un centimètre de diamètre, et ayant l'aspect d'un durillon. Le durillon est-il primitif et la tumeur est-elle produite par suite de son action sur les tissus sous jacents, ou bien est-il consécutif à la pression de la tumeur sur la chaussure. Le malade ne sait guère nous renseigner, mais cette dernière opinion paraît la plus vraisemblable.

En effet, comme nous l'avons dit, la tumeur siège au point culminant de la voûte plantaire, et, comme le malade n'a pas les pieds plats, ce n'est pas là un point où la pression peut produire un durillon, puisque ce point n'est pas comprimé par la chaussure.

Cette tumeur est mobile, mais dans son déplacement elle paraît entraîner les parties sous-jacentes.

La peau est adhérente aux environs de sa partie culminante, là où existe le durillon.

La malade ne présente aucun antécédent héréditaire, n'a jamais été malade, n'a pas maigri et exerce depuis l'âge de quatorze ans le métier d'ébéniste.

La tumeur est extirpée le 3 février 1896. Pendant la dissection, elle se laisse détacher facilement des parties voisines. Par sa face profonde elle siège sur l'aponévrose plantaire moyenne. Elle affecte vaguement la forme d'un ovale mesurant 2 centimètres de longueur sur 1 1/2 de largeur et 1 d'épaisseur. Sa couleur est d'un blanc rougeâtre. Elle présente, de plus, de faibles noyaux irréguliers. Elle est dure, mais d'une dureté plus accentuée au niveau de ces noyaux.

Dans certains points cette dureté paraît être cartilagineuse. Une coupe faite suivant sa longueur montre une surface de section homogène plus molle toutefois à sa partie centrale qu'à sa périphérie. Sa couleur est d'un blanc un peu translucide au moment même de la section ; plus tard, grâce à son séjour dans l'alcool, ce blanc devient plus vif et mat. La pression fait sourdre au niveau de la surface de section un liquide assez abondant et presque transparent. L'examen histologique démontre que c'est un fibro-sarcome mais à prédominance de tissu sarcomateux.

Le sarcome myéloïde survient le plus souvent chez les jeunes sujets à la suite d'un traumatisme. Il constitue une tumeur de consistance variable parfois mobile, quelquefois adhérente à l'os. Elle est surtout le siège de battements isochro-

nes au pouls, ce qui rend la confusion possible avec l'anévrysme. La tumeur sarcomateuse que Nélaton enleva à la
face plantaire d'un pied était certainement un sarcome myéloïde ; elle était pulsatile, augmentait à l'expiration, avait la
consistance du lipome et adhérait à l'aponévrose plantaire.

Robin la trouva constituée par du tissu fibro-plastique pur.

Gorju rapporte dans sa thèse trois observations de sarcome mélanique. Si deux observations ne sont pas sujettes à
contestation, il n'en est pas de même de la troisième. Gorju
dit en effet que la tumeur présentée par le malade qui fait
l'objet de son observation, était grosse comme une tête d'enfant, lorsqu'on l'opéra après une récidive. Cette seconde opération aurait guéri le malade. Or il nous semble peu vraisemblable qu'un mélano-sarcome du volume d'une tête d'enfant puisse être extirpé sans nouvelles récidives. Gorju dit
que son malade mourut dans la suite, mais il ignore de quelle
maladie. On peut dire alors que la tumeur n'était pas un mélano-sarcome si le malade n'est pas mort des suites d'une récidive (à moins qu'une maladie intercurrente ne l'ait emporté
avant de laisser la récidive se produire), ou bien cette tumeur
était réellement un mélano-sarcome, si le malade est mort
après une nouvelle poussée du néoplasme.

Nous avons insisté sur ce point parce qu'il nous semble
extraordinaire d'entendre dire qu'un malade porteur d'une si
volumineuse tumeur ait guéri alors que nous connaissons le
mélano-sarcome comme une des tumeurs qui ne pardonnent
guère.

Krönlein (cité par Forgue, *Thérapeutique chirurgicale*)
parle d'un malade qui portait depuis douze ans un sarcome
mélanique plantaire. On l'opère, et, trois mois après, la
jambe se couvre de nodosités multiples. Dans ce cas, l'influence du trauma sur la marche du néoplasme est très sai-
sissante.

Eichhorst (cité par Blum) donne une observation de mélano-sarcome de la plante du pied qui mérite d'être rapportée : « Une dame, âgée de trente-six ans, avait été blessée, dix ans auparavant, par un clou qui avait pénétré dans la plante du pied. Elle éprouvait depuis des douleurs continues, sans troubles fonctionnels. Il y a trois semaines, formation, au niveau du scaphoïde, d'une tumeur à marche rapidement envahissante. Les douleurs deviennent violentes, le pied, rouge, œdématié, la plante effacée ; la tumeur est fluctuante, mais l'incision n'amène pas de pus. Amputation de la jambe et guérison. »

A la plante du pied, on trouve une tumeur du volume du poing, englobant les tendons du long fléchisseur ; elle était bien limitée sur les parties latérales ; à la partie inférieure elle enveloppait l'aponévrose plantaire, et, en haut, elle avait envahi les ligaments interosseux et dorsaux ; de plus, elle avait pénétré dans plusieurs articulations. Il s'agissait d'un mélano-sarcome fasciculé.

En rapprochant les cas de Gorju, de Krönlein et d'Eichhorst de l'observation de M. Forgue, on voit que les mélano-sarcomes de la plante du pied ne sont pas rares.

Observation inédite

(De M. le professeur Forgue)

Tumeur mélanique de la face plantaire du pied

Le 17 octobre 1888, entra à la salle Notre-Dame de l'Hôpital Général de Montpellier et en occupa le n° 26, une femme, Anne S..., âgée de trente-neuf ans.

Cette femme présentait une tumeur de la face plantaire du pied. Interrogée sur ses antécédents héréditaires, elle n'accusa aucun cas de tumeur dans sa famille. Pas de rhumatismes non plus. Plusieurs de ses frères sont morts en bas âge ; elle a maintenant trois sœurs et un frère qui se portent très bien. Elle-même n'a jamais été malade, mais ses règles sont peu abondantes, et, mariée depuis l'âge de vingt ans, elle n'a jamais eu d'enfants.

Au mois de juillet 1887, elle remarqua une fissure dans le talon antéro-inférieur de son pied droit. Cette fissure la faisait souffrir par intermittences, mais ces souffrances intermittentes ne la préoccupèrent pas et elle continua à marcher. Peu à peu, l'aspect de la fissure se modifia, ses bords devinrent indurés et cette induration s'élargit. En avril 1888, cette induration avait acquis la largeur d'une pièce de dix centimes. Un médecin appelé en ce moment prescrivit les astringents, et, comme ce tissu induré lui paraissait appeler le fer rouge, il en fit des applications à diverses reprises. A la suite de ces applications ignées, la tumeur s'est développée et a acquis le volume qu'elle présente actuellement (oct. 1888).

A l'examen on trouve, à la partie plantaire du pied qui correspond aux extrémités antérieures des deuxième, troisième et quatrième métatarsiens, une tumeur du volume d'une demi-mandarine et de la forme d'un champignon. Elle est exubérante, se détache d'au moins deux centimètres de la face plantaire, a un aspect fongueux et une couleur violacée sépia. Sur sa surface, on constate des points encore plus noirâtres, franchement mélaniques. Sous l'influence des chocs elle saigne de temps en temps. Elle n'est pas spontanément douloureuse, mais elle le devient par la pression. La malade ne peut marcher que sur le talon. Cette tumeur, développée dans la peau et le tissu cellulaire sous-cutané, peut être déplacée par des mouvements de latéralité. Tout près de celle-ci, et se confondant même avec ses bords, de petites tumeurs satellites. A deux centimètres de la tumeur mère, deux lentilles néoplasiques violacées et une production à relief conique très net, d'un aspect franchement violet. Deux centimètres plus loin, sur le bord interne du pied, une autre lentille mélanique. La malade continue à se bien porter.

Au mois d'octobre 1888, M. le professeur Forgue ayant vu cette tumeur, ayant constaté qu'elle était cutanée et mobile, qu'elle ne présentait pas de prolongements, ayant fait, enfin, un examen du sang, examen minutieux, mais n'ayant pas amené la découverte de corpuscules mélaniques, enleva très largement la tumeur et le tissu sous-jacent, jusqu'à l'aponévrose plantaire.

Lorsqu'il revit la malade, au mois de mars 1889, la tumeur avait récidivé une première fois, et une nouvelle opération avait été faite. En quoi avait-elle consisté. Probablement en une nouvelle ablation de la tumeur. Le fait est que le pied de la malade était alors couvert de productions néoplasiques. La face plantaire était littéralement envahie, présentant sur sa surface des nodosités volumineuses et à sa partie antérieure une vaste ulcération. Sur le bord interne et dorsal du métatarse, on voyait deux noyaux volumineux accolés, très en relief, sur toute la face dorsale, sur les orteils, autour de la malléole externe, à l'extrémité antéro-inférieure de la jambe, à la partie inférieure de la crête du tibia, toute une série de productions noirâtres. De plus, à la partie supérieure et interne de la cuisse, à deux travers de doigt du pli inguinal, toute une série de ganglions volumineux disposés en une même ligne perpendiculaire à l'axe de la jambe et présentant une longueur de dix centimètres. Cette ligne de ganglions était très saillante et plus accentuée à ses deux extrémités. Tout autour, une zone violacée.

Devant un envahissement néoplasique si considérable, la désarticulation de la hanche fut jugée elle-même insuffisante, et on se contenta d'enlever les ganglions et les nodosités au moyen d'incisions curvilignes qui les circonscrivaient. Le 15 mai 1889, le pied et partie inférieure de la jambe n'étaient plus reconnaissables.

La plante était considérablement altérée, et les orteils à moitié détruits disparaissaient au milieu d'ulcérations et de nodosités énormes. L'engorgement ganglionnaire était à son summum. La quatrième intervention qui fut faite en ce moment ne mérite pas le nom d'opération. M. le professeur Forgue se contenta d'enlever les nodosités les plus saillantes pour donner le change à la malade ; il profita de ces débris de tumeur pour tenter avec le professeur Kiener des essais de greffe dans le sac vaginal du lapin.

MM. Forgue et Kiener pensèrent que si l'on pouvait tenter la greffe les tumeurs malignes, ce devrait être surtout avec le sarcome mélanique dont la marche a un caractère de progression continue si frappante et si fatal. Ils employèrent pour leurs greffes de petits cubes de tumeurs taillés au centre des nodosités. Ces essais demeurèrent sans résultat.

Chez la malade le néoplasme progressa de plus en plus, et elle succomba le 16 janvier 1890.

Dans les cas que nous avons cités, la marche des sarcomes

du pied est généralement lente ; ils évoluent en provoquant très peu de douleur, n'apportant généralement qu'une gêne fonctionnelle. Par la façon spéciale dont ils se comportent, surtout au début, leur diagnostic ne sera pas facile. Les sarcomes myéloïdes peuvent être confondus avec les lipomes ou les anévrysmes, et les autres variétés de sarcomes prêtent à confusion avec les fibromes. Pour les reconnaître, on cherchera à déterminer les antécédents, leur forme, leur marche et leur consistance. L'âge du malade ne servira guère au diagnostic.

TRAITEMENT. — Si les sarcomes ont pris naissance sur les orteils et sont bien circonscrits, on pourra se contenter d'une extirpation partielle portant sur l'orteil et les métatarsiens correspondants. Si la tumeur est placée sous la voûte osseuse ou au talon, et si son volume est petit, on pourra encore se contenter d'une extirpation.

Mais si la tumeur est considérable, si l'on suppose qu'elle envoie des prolongements intra-articulaires, il faudra intervenir énergiquement, et pratiquer le plus souvent l'amputation du pied ou de la jambe.

Lymphangiome et lymphosarcome. — Bryck (cité par Blum) a signalé un lymphangiome ulcéré qui occupait la face dorsale et la plus grande partie de la plante du pied.

Malassez (*Dict. de méd. et de chirur.*) a examiné une tumeur qui cliniquement avait présenté les caractères de cancer et qu'il considéra comme un lymphosarcome. Elle correspondait à la partie moyenne de la face plantaire, présentait 5 centimètres de diamètre et se prolongeait jusqu'aux os du métatarse. Arrondie, indolente, saillante de 2 centimètres, ayant détruit la peau, cette tumeur avait depuis trois mois rendu la marche impossible. On constatait de plus une plaque indurée au dos du pied et trois ganglions volumineux dans

l'aine. Elle durait depuis dix ans et celui qui la portait était
âgé de soixante-quatre ans.

Ostéomes. — Les cas d'ostéomes connus sont très rares.
Leur cause étiologique est inconnue.

Cruveilhier a enlevé un ostéome de la face inférieure du
deuxième métatarsien recouvrant aussi le premier et son articulation métatarso-phalangienne. Cet ostéome avait été
opéré vingt-deux ans auparavant par Hugnier et la plaie produite par l'opération ne s'était jamais cicatrisée. La peau
adhérente à la tumeur était ulcérée et présentait à son centre
un orifice fistuleux par où le stylet pénétrait dans les parties
cariées. La tumeur avait le volume et la forme d'une petite
pomme irrégulièrement arrondie.

Exostose ostéo-cartilagineuse. — Péan a enlevé chez
une jeune fille de seize ans une volumineuse tuméfaction de
la partie inférieure du talon droit. Cette tuméfaction était
dure, arrondie, douloureuse à la pression. La tumeur fut en-
levée par une incision en fer à cheval passant par la partie
postérieure du talon et elle fut séparée de l'os par la scie et
la rugine. D'après Péan, si cette tumeur ne présentait que
quelques îlots osseux, c'est que l'ossification n'avait pas eu le
temps de s'achever.

On pourrait tirer de cette réflexion la conclusion que ces
exostoses ostéo-cartilagineuses ne doivent être considérées que
comme des tumeurs occupant un simple stade d'évolution et
tendant à former des ostéomes.

On sait le traitement qu'il faut appliquer aux ostéomes et
aux exostoses ostéo-cartilagineuses. Il faut les enlever soit en
les séparant de l'os, soit en réséquant la partie osseuse où ils
sont adhérents. Si on ne fait pas cette résection, si on veut
enlever simplement la tumeur, il faudra creuser attentive-
ment son point d'implantation afin d'éviter une récidive.

CONSIDÉRATIONS SUR LE TRAITEMENT
EN GÉNÉRAL
DES TUMEURS DE LA FACE PLANTAIRE DU PIED

En ce qui concerne l'intervention dans les cas de vastes tumeurs malignes du pied, et cela s'applique par conséquent à celles de la face plantaire, l'accord des chirurgiens est frappant : ils amputent. C'est le seul moyen de sauver le malade. Il est facile de comprendre que l'extirpation d'une tumeur, faite même d'une manière très large, laisse toujours à désirer.

Les tumeurs malignes sont si irrégulières et elles envoient si facilement des prolongements dans les interstices voisins ! Et comment pourrait-on faire le curage des interstices osseux du tarse et du métatarse ? Après l'extirpation, des débris de tumeurs persistent donc entre les os du pied. Ils seront le point de départ d'un nouveau travail néoplasique. En opérant radicalement, en faisant l'amputation, on peut dire d'une façon plaisante que l'on supprime tout ce qui peut être prétexte à une nouvelle tumeur du pied.

Mais si l'on peut dire que cette manière d'agir est excellente dans les cas de néoplasmes malins avancés, que fera-t-on dans le cas de tumeur profonde de la face plantaire, tumeur encore petite, mais si près des espaces interosseux. Et d'abord est-elle maligne ? Les commémoratifs, dira-t-on ? Mais justement les commémoratifs aident peu dans ce cas-là. On voit des néoplasmes malins évoluer en cet endroit avec une extrême lenteur, sans réaction aucune, presque sans douleur, se comportant en un mot comme les tumeurs les plus bénignes. Ces tumeurs doivent-elles être traitées comme ces dernières?

Un chirurgien a devant les yeux un malade porteur d'une tumeur de faible volume de la face plantaire. Il a des doutes sur la nature de cette dernière. Il croit même qu'elle est plutôt maligne. Sacrifiera-t-il le pied du malade? Ou bien se contentera-t-il d'une simple extirpation après recherche même dans la plaie de tout tissu néoplasique? Mais, s'il a pris ce dernier parti, la tumeur qui était maligne récidivera. Sous l'influence du coup de fouet occasionné par l'opération elle évoluera plus vite. Et sera-t-on à temps alors pour intervenir une deuxième fois?

Il y a là un point délicat de thérapeutique chirurgicale. Si le diagnostic différentiel enfin n'est pas possible, et cela n'arrive que trop souvent à la face plantaire, que fera-t-on? Une amputation pour une tumeur bénigne comme cela est arrivé à Gay pour un lipome, ou bien la simple extirpation d'un mélano-sarcome croyant avoir affaire au bénin fibrome.

Si l'on pouvait faire une opération en trois fois, comme le font les Américains pour certaines maladies des yeux, on pourrait extirper la tumeur, en faire l'examen histologique et agir ensuite en conséquence, si cela est nécessaire. Mais on craindrait chez nous d'accorder au chirurgien trop de facilité opératoire. Le malade dût-il s'en repentir, il faut agir le plus lestement possible. Et l'extirpation, non pas de la tumeur mais même d'un petit fragment enlevé à l'emporte-pièce et qui aurait rendu le diagnostic certain, ne sera pas accordée.

Cela pourtant serait très nécessaire. L'examen d'un fragment de tumeur, enlevé au bistouri si celle-ci est superficielle, peut rendre au malade le plus signalé des services.

Nous ne voudrions pas faire croire que nous considérons comme perdus les malades présentant une récidive de tumeur maligne. Cela n'est pas toujours vrai, mais cela est exact dans la plupart des cas. Les malades qui ont été opérés une première fois ont de la répugnance à se faire opérer de nouveau. Découragés par le premier insuccès, ils ajournent l'opération le plus possible, surtout lorsqu'ils savent que l'on interviendra d'une manière radicale. Pendant ce temps, ils s'émacient, l'envahissement néoplasique se fait plus en avant, les ganglions se prennent, les métastases se produisent parfois, et, lorsqu'ils se décident à une seconde opération, le résultat en est le plus souvent fâcheux.

C'est pourquoi, nous le répétons, dans les néoplasmes du pied, où les tumeurs bénignes et celles qui sont malignes ont des allures qui les rapprochent tant, lorsque le diagnostic différentiel n'est pas possible, nous croyons qu'un examen microscopique d'un fragment de la tumeur que l'on doit enlever est nécessaire, afin de pouvoir intervenir efficacement.

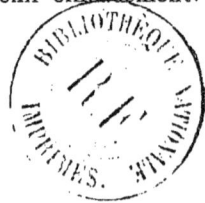